DE LA PÉRIODICITÉ

DES

FIÈVRES INTERMITTENTES

ET

DES CAUSES QUI LA PRODUISENT.

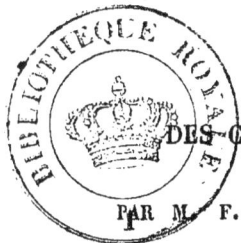

PAR M. F. M. **AUDOUARD**, D. M. M.

MÉDECIN PRINCIPAL D'ARMÉE RETRAITÉ, OFFICIER DE L'ORDRE ROYAL DE LA
LÉGION-D'HONNEUR, DÉCORÉ DES ORDRES ROYAUX DE CHARLES III, ET DE
SAINT-FERDINAND D'ESPAGNE; ENVOYÉ EXTRAORDINAIREMENT PAR M. LE
MINISTRE DE LA GUERRE A BARCELONE EN 1821, ET AU PORT DU PASSAGE
EN 1823, A L'OCCASION DE LA FIÈVRE JAUNE, ET EN ALGÉRIE EN 1835, CON-
TRE LE CHOLÉRA-MORBUS, ETC.

Membre honoraire de la Société académique de Médecine de Marseille
et de la Société Médicale du département d'Indre-et-Loire; Membre de la Société de Médecine de Paris et de la Société de Médecine pratique de Montpellier; Associé Correspondant des Sociétés
de Médecine de Toulouse, du département du Gard, de Barcelone,
de Cadix et de Bruxelles; des Sociétés royales de Médecine de Marseille et de Bordeaux; de la Société des Sciences Médicales du département de la Moselle; de la Société des Sciences, Agriculture et
Arts du Bas-Rhin.

PARIS,

CHEZ J.-B. BAILLIÈRE, LIBRAIRE,

RUE DE L'ÉCOLE-DE-MÉDECINE, 17.

1846

Paris, Imp. d'Edouard Bautruche, rue de la Harpe, 90.

INTRODUCTION.

La plupart des idées que je vais exposer ne seront pas nouvelles pour beaucoup de mes lecteurs, parce que je les ai consignées dans plusieurs écrits qui sont d'une date déjà fort ancienne. On en trouve le premier énoncé dans un long mémoire que je communiquai à la Société de médecine pratique de Montpellier, et qu'elle publia dans ses *Annales* en 1808. Ce mémoire a pour titre : *des Fièvres intermittentes pernicieuses observées à l'hôpital militaire français à Rome.* Dans ce travail, je donnai le surnom de *spléniques* à plusieurs de ces fièvres, indiquant par là que l'état pathologique de la rate m'avait paru déjà mériter une sérieuse attention. Je devrais même dire que, dès 1806, cet état de la rate avait dû me préoccuper d'autant plus, que mes jours avaient été en grand danger à la suite de l'ouverture du cadavre d'un homme mort d'une obstruction de la rate consécutive d'une fièvre intermittente ; ceci se passait à Lodi, pays où ces fièvres abondent. J'ai consigné ce fait, bien extraordinaire, dans un mémoire où j'ai traité de l'*origine des virus* et qui a été publié dans les *Annales* de la Société de médecine pratique de Montpellier, en juillet 1808.

En 1812 je publiai, sous le titre de *Nouvelle thérapeutique des fièvres intermittentes*, trois mémoires qui ont eu ces maladies uniquement pour objet; et là encore je donnai de nouvelles considérations sur le gonflement de la rate.

En 1818, je fis paraître mes *Recherches sur la con'agion des fièvres intermittentes*. Là, je parlai plus affirmativement de l'engorgement sanguin de la rate, que je présentai comme une vaste ecchymose. Mais alors je ne traitai pas au long cette question, parce que dans mes *Recherches* je m'étais proposé plus particulièrement de montrer l'analogie qu'il y a entre les fièvres intermittentes pernicieuses et la peste, la fièvre jaune et le typhus, que je présentai comme quatre variétés d'une même maladie tirant son origine de la décomposition putride des végétaux et des animaux, c'est-à-dire de l'infection considérée sous le point de vue le plus général. J'arrivai ensuite à conclure que ces quatre maladies sont transmissibles ou contagieuses, quoique tirant leur origine de l'infection. J'ai développé cette idée plus récemment dans un mémoire qui a paru dans la *Revue médicale* en 1844, sous ce titre : *l'Infection est le principe de la contagion de plusieurs maladies.* Mais, bien que dans mes *Recherches* j'eusse donné peu de détails sur la maladie de la rate, cependant ce que j'en avais dit piqua la curiosité des écrivains du jour, et, dans les journaux de médecine, on exprima le désir d'avoir à ce sujet de nouveaux développements, que je donnai, en effet, dans mon mémoire sur les *congestions sanguines de la rate ,* qui parut à la fin de la même année 1818.

Ces données sur l'état pathologique de la rate dans les fièvres intermittentes étaient éparses dans divers écrits ; il fallut les réunir, et consacrer un travail spécial à cette importante question. Tel fut l'objet d'un long mémoire dont je lus une première partie à l'Académie royale des sciences en 1821, et dont je ne pus pas continuer la lecture , ayant eu à remplir alors la mission qui me fut donnée par M. le ministre de la guerre d'aller observer la fièvre jaune de Barcelone. Mais ce travail parut dans le *Journal général de médecine* des mois de mai et de juin 1823, sous le titre de *Recherches sur le siége des fièvres intermittentes*. Là, après avoir reconnu que les miasmes marécageux disposent à ces fièvres, j'indiquai la rate comme étant ce lieu d'élection. Mais la périodicité de fonction à laquelle elle est soumise dans l'état de santé ne pouvait seule servir à rendre raison de la périodicité pathologique, et la chaleur de l'atmosphère, soit quotidienne, soit réglée par l'ordre des saisons, fut dite intervenir efficacement pour opérer cette périodicité, et donner lieu aux différents types sous lesquels elle se présente. L'un de mes estimables confrères, comme moi médecin militaire, M. le docteur Faure, qui a écrit en 1823, a fortement insisté sur la chaleur de l'atmosphère, qu'il considère comme la cause des fièvres intermittentes. Mais il a peut-être trop accordé à cette cause à l'exclusion des miasmes paludiques, sans le concours desquels, à mon avis, l'action de la chaleur serait de nul effet. Mais il ne s'est pas occupé de l'état pathologique de la rate.

Le médecin qui a tiré le meilleur parti de mes idées sous ce dernier point de vue est sans contredit le professeur Piorry. Cependant, si je dois lui savoir gré de les avoir étayées de faits nombreux, je dois ne pas lui cacher aussi qu'il se les est attribuées un peu trop exclusivement. Personne avant moi n'avait considéré l'obstruction de la rate comme une congestion de sang inséparable des fièvres intermittentes, et, le premier aussi, j'ai indiqué ces mêmes fièvres comme étant l'effet et non la cause de cet engorgement de la rate. Il suffira sans doute que j'aie indiqué la date de mes divers écrits sur les fièvres intermittentes et sur la maladie de la rate, pour que la priorité des idées nouvelles que j'ai publiées à cet égard, et qui ont pris rang dans la science, ne me soit pas contestée. Ces idées, fruit d'une longue pratique dans les pays marécageux de l'Italie, de l'Espagne, de la France et de l'Algérie, sont ma propriété bien péniblement et bien légitimement acquise.

Le mémoire que je publie aujourd'hui aurait pu voir le jour bien plus tôt, car il fut lu et déposé en 1842 à l'Académie royale des sciences, qui nomma pour l'examiner une commission dont le rapport est encore à venir. Dans ce nouveau travail, tout en rappelant la part que j'ai attribuée à la maladie de la rate dans la production des fièvres intermittentes, j'ai donné plus de développement à l'idée déjà émise dans mes précédents écrits, savoir que l'influence solaire, considérée dans la période annuelle et dans la période diurne, appelle le retour des accès et règle les types divers sous lesquels ces fièvres se présentent.

Cette considération du rapport des saisons avec les types des fièvres intermittentes a été vaguement et très-sommairement énoncée dans la plupart des écrits qui traitent de ces fièvres ; mais les auteurs n'en ont tiré aucune conséquence. Pensait-on qu'elle ne serait d'aucun avantage pour la thérapeutique? J'estime au contraire que, en jetant un jour nouveau sur les causes de ces fièvres, elle éclairera aussi le praticien ; que le traitement direct y gagnera quelque chose, mais surtout que le traitement prophylactique pourra être dirigé d'une manière plus méthodique et plus sûre que par le passé.

DE LA PÉRIODICITÉ

DES

FIÈVRES INTERMITTENTES.

———

Je me propose de parler des fièvres intermittentes, maladies observées de temps immémorial, et cependant encore imparfaitement connues. Longtemps elles ont été un des écueils de la médecine, et leur thérapeutique n'a offert quelque certitude que depuis que l'Amérique nous a procuré le fébrifuge que tout le monde connaît. Mais le traitement par le quinquina est purement empirique. Il importe donc beaucoup moins de s'occuper du traitement de ces maladies que des causes qui les produisent et des traits qui leur sont propres, afin de leur faire trouver la place qui leur convient dans les cadres nosologiques. Parmi ces traits caractéristiques, le plus saillant est la périodicité. Comment expliquer le retour des accès? La théorie est en défaut sur ce point. On a cherché des analogies dans quelques maladies nerveuses, mais on n'a rien trouvé de satisfaisant et l'on est resté dans le vague, pour ne pas dire dans une ignorance complète sur ce phénomène des fièvres intermittentes. Prétendre expliquer la périodicité de ces fièvres et dire ce qui la procure, paraîtra peut-être une entreprise futile ; mais je suis persuadé que si je ne parviens pas à convaincre mes lecteurs, du moins je laisserai dans leur esprit des aperçus nouveaux qui ne sont pas dénués de vraisemblance.

Il y a plus de vingt ans, je publiai un long mémoire ayant pour objet de faire connaître le siége des fièvres intermittentes que j'indiquai être dans la rate, et, à cette occasion, je donnai mes premiers aperçus sur l'importante question de la périodicité. J'ai laissé au temps le soin de faire apprécier ces premières données, et à l'expérience d'en montrer la vérité. C'est ce qui est arrivé. Bon nombre de praticiens ont adopté mes idées sur la part active que j'attribue à la rate dans les fièvres périodiques; mais soit qu'ils n'aient pas saisi toute ma pensée ou qu'ils n'aient pas voulu l'admettre pleinement, ils n'ont pas fait faire à la thérapeutique les progrès que, selon ma manière de voir, on devait attendre de leurs essais. Cependant il est bon de noter ces essais qu'ils ont étayés de faits qui s'accordent très bien avec mes idées. C'est à retracer mon ancienne théorie étayée de ces nouveaux aperçus que je vais consacrer ce mémoire.

Pour me restreindre dans de justes limites, j'éviterai d'exposer longuement certains points des théories anciennes sur les causes des fièvres intermittentes. Dans ce but, j'adopterai la forme aphoristique, persuadé que le simple énoncé de certaines propositions trouvera dans l'esprit de mes lecteurs le développement que je dois éviter de leur donner ici. Je ne traiterai avec quelque étendue que celles qui se lient plus intimement à mon sujet, et qui sont les points nouveaux sur lesquels je désire appeler l'attention. En conséquence, je dirai :

1. Les fièvres intermittentes sont originaires des pays

marécageux, hors de là elles sont dues à des causes accidentelles et limitées d'infection.

2. Les miasmes paludiques les procurent et la chaleur qui les dégage en favorise l'action.

3. Les miasmes sont introduits dans le corps humain par diverses voies; néanmoins celles de la respiration et de la digestion sont considérées comme les plus favorables à leur admission.

4. Le sang en est imprégné, soit dans les poumons, soit dans l'appareil de la chylification, et sa consistance en est augmentée.

5. La plupart des phénomènes qui caractérisent les fièvres intermittentes indiquent une perturbation de la circulation du sang.

6. Cette circulation, moins régulière et plus difficile, donne lieu à des congestions dans les viscères, principalement dans la rate, dont la contexture molle la rend peu résistante à la pression du fluide qui la traverse.

7. A la suite des intermittentes pernicieuses, l'autopsie montre la rate dix fois, quinze fois plus volumineuse que dans l'état naturel, pleine de sang, et son tissu réduit à l'état de pulpe ; c'est une véritable congestion de sang. D'autres congestions moins importantes sont observées dans l'abdomen, aux poumons et au cerveau; aucune d'elles n'étant d'une observation constante, on doit les considérer comme secondaires ou symptomatiques.

8. De cette congestion de sang trouvée constamment dans la rate, après les fièvres pernicieuses, dont quelques-unes se terminent par la mort au second accès, et des engorgemens non moins constants de ce viscère pendant ou après les intermittentes simples qui durent de-

puis longtemps, j'ai conclu que l'affection de la rate est inséparable des fièvres intermittentes.

9. Il s'agit de savoir si cet état pathologique de la rate est la cause ou l'effet de la fièvre. Pour admettre que la fièvre intermittente produit cet effet, il faudrait pouvoir dire aussi que dans la pleurésie ou la péripneumonie, par exemple, la fièvre précède l'affection organique. Or, dans les fièvres intermittentes, la lésion organique est dans la rate : elle est constante, soit que la fièvre ait le caractère pernicieux ou simple, qu'elle soit quotidienne, tierce ou quarte, ou bien encore qu'elle soit limitée à quelques accès ou qu'elle dure des mois entiers. Mais, de ce que la congestion sanguine de la rate est portée au plus haut degré en très-peu de jours dans les intermittentes pernicieuses, et de ce qu'on la remarque également, quoiqu'elle se soit formée plus lentement, dans les intermittentes simples, j'ai conclu qu'elle est la cause de ces fièvres, dont j'ai, en effet, assigné le siége dans la rate.

10. Dire que la fièvre est un agent primitif et essentiel dans les maladies, la personnifier, lui supposer une action propre est un langage suranné. La fièvre est toujours consécutive, elle est un effet ; l'intermittence même prouve contre la puissance que l'on voudrait lui attribuer, à moins de lui supposer une volonté capricieuse à la faveur de laquelle elle reviendrait à heure fixe, chaque jour, ou tous les deux jours, tous les trois jours, etc. Cette manière de voir pourrait servir de pendant à celle d'une doctrine moderne qui voulait nous faire croire à des phlegmasies intermittentes ; autant vaudrait dire que la fièvre dort pendant l'apyrexie.

11. La congestion splénique est la mesure du degré d'intensité des fièvres intermittentes; elle est très-volumineuse dans les pernicieuses et se forme en peu de jours; elle est moindre dans les intermittentes simples et n'acquiert un certain volume qu'après un certain nombre d'accès, mais l'intensité de la fièvre est en raison directe du volume de la congestion et en raison inverse du temps que la congestion a mis à se former; car je n'ai jamais vu passer à l'état pernicieux une fièvre intermittente ancienne, ni même celles qui en étaient à leur dixième accès.

12. Dans les intermittentes pernicieuses ce volume extraordinaire de la rate explique bien mieux l'intensité de la fièvre et la mort qui s'ensuit, que l'intensité de la fièvre ne pourrait rendre raison de l'énorme congestion sanguine dont ce viscère est le siége. Si l'on supposait un semblable pouvoir à la fièvre, il faudrait lui supposer aussi la faculté de choisir les organes qu'elle voudrait rendre malades, et, selon son libre arbitre, nous aurions alors une céphalite, ou une pneumonite, une cardite, une splénite, une hépatite, une gastrite, une néphrite, etc., caractérisées par la périodicité.

13. La fièvre intermittente a pour cause un agent particulier qui, introduit dans le corps, modifie la circulation du sang, parce qu'il a altéré la nature de ce fluide: c'est un poison plus ou moins actif né de l'infection des marais, c'est-à-dire de la décomposition putride des végétaux en très-grande partie, et des insectes qui meurent dans la vase.

14. Cette modification de la circulation du sang a quel-

que chose de thermométrique. Elle est subordonnée à la chaleur du climat et à l'influence solaire diurne.

15. Les intermittences de jour et de nuit hâtent ou retardent l'action du système vasculaire, et les congestions de sang sont en raison de l'influence solaire modifiée par l'idiosyncrasie des individus. La rate, réservoir du sang, ce qui sera démontré plus tard, est le siége de cette congestion qui serait le principe d'une inflammation, si ce viscère en était susceptible. Mais, de cette action alternative de la chaleur du jour et du frais de la nuit, vient un trouble également alternatif, c'est-à-dire une fièvre entrecoupée ou intermittente.

16. Sauf les modifications que les idiosyncrasies peuvent apporter, l'influence solaire sur le corps humain est en raison directe de la présence du soleil sur l'horizon. Chaque saison a une influence propre, de même que le jour par rapport à la nuit, ce qui m'a fait dire dans une autre occasion, que cette dernière influence est positive le jour et négative la nuit.

17. On a observé depuis bien longtemps que les quotidiennes et les doubles-tierces sont propres à l'été, les tierces à l'automne et les quartes à l'entrée de l'hiver.

18. Même observation a été faite quant à la révolution diurne du soleil. Les quotidiennes et les doubles-tierces viennent vers midi, les tierces après midi, et les quartes le soir; mais on n'en a tiré aucune conséquence.

19. J'explique cela en disant que l'action du soleil sur le sang étant plus active en juin, juillet et août, la congestion splénique est portée plus promptement au degré qui doit déterminer le trouble général : de là les accès qui viennent tous les jours. Cette action étant moindre en

septembre et en octobre, les accès ont lieu de deux jours l'un : enfin, en novembre, l'action solaire étant encore moindre, les accès, provoqués plus difficilement, ne viennent que tous les trois jours. Voilà pour ce qui est de l'influence solaire quant aux sáisons; il en est de même de cette influence quant à la révolution diurne du soleil. Les accès des quotidiennes et des doubles-tierces viennent vers midi et en été, ceux des tierces après midi et en automne; il est extrêmement rare que les accès des quotidiennes et des tierces aient lieu pendant la nuit, enfin les quartes viennent le soir et à l'entrée de l'hiver. En automne, qui est, à proprement parler, la saison des fièvres intermittentes, j'ai noté, à l'hôpital militaire de Rome, que beaucoup de mes malades étaient couchés à ma visite de trois heures de l'après-midi, tandis que je les avais trouvés debout et sans fièvre à ma visite du matin.

20. En l'absence des miasmes paludiques, la chaleur seule ne produirait pas des fièvres intermittentes, mais bien des congestions cérébrales, d'où les fièvres de ce nom, et des apoplexies. Les expéditions de l'armée française dans l'Algérie en ont fourni beaucoup d'exemples. Mais en secondant l'action des miasmes, ou mieux en agissant sur un sang *miasmaté,* la chaleur produit des congestions spléniques, d'où les fièvres intermittentes. La ville de Bone en est ravagée tous les ans, parce que la moitié de sa circonférence est marécageuse ; tandis qu'à une lieue de là, à la caserne des Caroubiers et au fort Génois, situés au bord de la mer, comme Bone, et sous la même latitude, nos soldats se portent fort bien. Par opposition, la ville d'Oran, où il fait aussi chaud qu'à Bone, est une garnison très-saine, les fièvres intermittentes y sont fort

rares, parce que le pays n'est pas marécageux. Je ne dirai pas ce que tout le monde sait de la Mitidja, près d'Alger, et des fièvres intermittentes qu'elle engendre : c'est, pour le malheur de notre armée, une donnée nou- velle que la science médicale doit ajouter à toutes celles qu'elle possède sur l'influence funeste des émanations marécageuses. L'histoire est là pour affirmer la part trop réelle de ces émanations dans la production des fièvres intermittentes. Les marais de Lerne et de la Hongrie, les lagunes de Venise, les marais Pontins, les pays voisins des embouchures du Rhône, tels que Martigues et la Ca- margue, ainsi que la Sologne et la Zélande, quoique sous un ciel moins chaud que les pays que je viens de citer, ont été, et seront dans tous les temps des sources intaris- sables de ces fièvres, moins parce qu'il y règne une grande chaleur, que parce que cette même chaleur en dégage beaucoup de miasmes paludiques. Il en est ainsi des pays à rizières qui, rendus marécageux par la main de l'homme, produisent beaucoup de fièvres intermittentes, et qui cessent de produire ces mêmes fièvres, lorsqu'on cesse d'y cultiver le riz, quoiqu'ils restent dans les mêmes conditions de température atmosphérique. J'écris ceci à une époque où le sol de la France est bouleversé pour l'établissement des chemins de fer ; et déjà les médecins de diverses contrées signalent de nombreuses fièvres in- termittentes là où elles étaient autrefois fort rares. La température de ces pays n'étant pas changée, on ne peut attribuer ces fièvres qu'aux émanations du sol, comme cela arrive par le défrichement des terrains vierges.

21. Etant donc bien reconnu que les miasmes paludi- ques sont une condition première pour produire les fiè-

vres intermittentes, je dirai que la chaleur de l'atmosphère et l'influence solaire diurne y concourent puis-
samment, parce qu'elles ont une action positive sur
les individus. Cette action pourrait être une donnée ma-
thématique, si les conditions et les constitutions humai-
nes étaient toutes semblables. En l'absence de cette uni-
formité, disons qu'elle est relative. Si, à certain jour
donné, elle n'a pas été assez active, ou n'a pas rencontré
un individu dont le système sanguin fût assez excitable
pour produire une congestion splénique propre à déterminer l'accès, celui-ci n'a pas lieu, et, pendant la nuit
suivante, la circulation du sang à laquelle la rate parti-
cipe, n'étant plus sous l'influence positive du soleil, diminue la congestion qui s'était formée dans ce viscère,
sans l'abolir entièrement. Mais l'influence solaire du lendemain, ajoutant à ce qui reste de la congestion de la
veille, la porte au degré qu'elle doit avoir pour déterminer le trouble général ou l'accès : de là une fièvre
tierce. Un raisonnement analogue s'applique aux autres
types. Ainsi, dans les jours les plus longs et les plus
chauds, les quotidiennes sont dues à une action solaire
propre à produire une congestion splénique suffisante
pour donner lieu à la fièvre chaque jour ; et, ce qui est
tout le contraire à l'entrée de l'hiver, les jours étant plus
courts et le soleil moins chaud, son action est moindre
et ne conduit au trouble général que le troisième jour.

22. La rate étant peu susceptible d'inflammation sup-
porte facilement cette congestion qui, sur un autre viscère, donnerait lieu à une inflammation et à une fièvre
continue. Probablement même la nature non inflammatoire de la rate est-elle une des conditions de l'intermit-

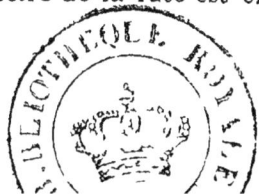

tence de la fièvre, ce qui permet à la réaction vitale d'en-
rayer l'action des causes morbifiques. Alors chaque accès pourrait être considéré, ainsi que plusieurs médecins
l'ont fait, comme une maladie entière, comparable aux
fièvres inflammatoires qui parcourent leurs périodes en
un nombre de jours plus ou moins long ; car chaque accès retrace les phases d'une synoque simple, ou mieux
encore, d'une éphémère qui ne dure que vingt-quatre
heures.

23. Il reste donc bien établi que les intermittentes pernicieuses sont dues à l'intensité réunie des miasmes paludiques et de la chaleur, d'où suit une congestion splénique des plus considérables. Elles attaquent de préférence
les hommes d'un tempérament sanguin non acclimatés,
les sujets jeunes et vigoureux, et ceux qui abusent des
boissons alcooliques. Elles règnent aux jours les plus
longs et les plus chauds, sont moins fréquentes en automne, et nulles en hiver. Aussi n'ont-elles jamais le type
quarte ; c'est ce que ma pratique m'autorise à affirmer.

24. La chaleur de l'atmosphère a une action si positive
pour la détermination des accès, que le passage d'une
température chaude à une température froide fait varier
le type des fièvres. Il en est de même lorsqu'à une température froide succède une température moins rigou-
reuse ; car il est connu que les fièvres quartes qui ont
duré tout l'hiver deviennent quotidiennes au printemps,
parce que cette saison donne une activité nouvelle au
sang comme à tout le reste de la nature ; considération
qu'il faut ajouter à celles par lesquelles j'ai montré que
la circulation du sang joue un rôle important dans les
fièvres intermittent.

25. Les intermittentes vernales, dont je n'ai pas encore parlé, viennent également se ranger dans le cercle que j'ai tracé de la révolution sidérale annuelle et de l'influence solaire diurne : car elles sont quotidiennes et le plus souvent on les observe le matin. Dans un autre mémoire, je les ai surnommées hâtives, car elles semblent tenir de la précipitation que la nature met dans tout ce qu'elle fait au printemps. Elles ne revêtent pas le caractère pernicieux parce que l'influence paludique est peu de chose dans cette saison.

26. Les fièvres intermittentes qui durent des mois entiers sont entretenues par la congestion splénique, vulgairement dite obstruction, qui est de nature purement sanguine. Dans un de mes écrits, publié en 1812, j'ai considéré ces fièvres invétérées comme des habitudes morbifiques contre lesquelles les moyens perturbateurs m'ont très-bien réussi.

27. Comme toutes nos habitudes, elles sont le résultat d'un ordre nouvellement établi dans les fonctions. C'est alors que le système nerveux peut être dit avoir une certaine part dans le retour des accès.

28. Ce nouvel ordre a été donné par la répétition régulière, pendant un certain temps, des phénomènes qui constituent l'accès. Les habitudes ne se forment pas autrement.

29. A leur origine les fièvres intermittentes sont de vraies maladies caractérisées, non-seulement par l'affection splénique, mais encore par le trouble des facultés digestives. Plus tard elles sont un état moyen entre la santé et la maladie ; les facultés digestives reprennent leur cours ordinaire, et les individus vaquent à leurs oc-

cupations, hors le temps des accès, comme s'ils étaient
en parfaite santé.

30. L'état pathologique de la rate, lorsqu'il n'est pas
porté à un très-haut degré, se prête facilement à cette
apparence de santé, parce que ce viscere n'est pas indis-
pensable au concours que les autres prêtent à l'harmonie
des fonctions et à la vie. En preuve de ceci, il est bon de
rappeler que quelques animaux auxquels on a enlevé la
rate, ont survécu à l'opération et se sont bien portés par
la suite.

31. Les rechutes ou retours des fièvres intermittentes
que, par une contradiction frappante, les partisans des
fièvres essentielles attribuent à l'engorgement de la rate,
sont dues à une augmentation de cet engorgement par le
retour à la santé lorsque l'individu continue à séjourner
dans le pays où il avait contracté d'abord la fièvre ; car
ce retour à la santé qui a été suivi nécessairement d'une
plus grande hématose, a lieu sous l'influence des causes
locales soit paludiques, soit atmosphériques, qui avaient
produit la première fièvre : de là une nouvelle congestion
splénique qui rappelle la fièvre. Il arrive alors ce que l'on
observe dans plusieurs autres affections, que l'organe qui
a été le siége d'une maladie grave reste plus impression-
nable et plus disposé que les autres à ressentir l'influence des causes externes. Ainsi, par exemple, la
suppression de la transpiration produit des catarrhes
pulmonaires chez les personnes qui ont éprouvé déjà une
pneumonie ; des coliques et la diarrhée chez celles qui
ont eu une entérite, etc. Il en est de même des causes des
fièvres intermittentes par rapport à la rate lorsqu'on
reste soumis à leur influence. Aussi, ces retours à la santé

sont-ils de peu de durée ; le plus souvent la fièvre reparaît au bout d'un mois , ce qui a fait que quelques écrivains, et Galien en première ligne , ont attribué les rechutes à l'influence de la lune : astre pour astre, j'aime mieux le soleil.

32. Si l'augmentation du sang par le retour à la santé n'ajoutait pas à l'engorgement de la rate, il faudrait dire que plus cet engorgement diminue, plus il peut rappeler la fièvre ; car cet engorgement doit diminuer, parce que les accès ont manqué pendant quelque temps. Or, s'il est vrai, quoique ce ne soit pas là mon opinion, que chaque accès ajoute à l'engorgement, il doit arriver aussi que cet engorgement diminue en l'absence même de la fièvre, ce qui doit en éloigner d'autant plus les récidives : l'expérience prouve le contraire.

33. Ce qui devrait frapper les esprits et montrer l'erreur où on a été jusqu'à ce jour, c'est que tant que la fièvre est nouvelle on lui attribue la faculté de produire l'obstruction de la rate, et que lorsqu'elle dure depuis longtemps on dit qu'elle est entretenue par cette même obstruction : étrange manière de raisonner qui, pour expliquer la même maladie, prend alternativement l'effet pour la cause, et la cause pour l'effet.

34. Les moyens thérapeutiques qui sont le plus en crédit contre les fièvres intermittentes justifient les propositions qui précèdent. Ainsi le quinquina est d'autant plus efficace que ces fièvres sont plus récentes, ou plus légitimement dues à l'action des miasmes paludiques et de la chaleur, comme les pernicieuses. S'il ne détruit pas chimiquement le délétère paludique dont le sang est imprégné, ce qu'il est impossible d'assurer et de nier éga-

lement, du moins il améliore ce fluide vital en le rendant
plus liquide et plus propre à la circulation. Plus les
miasmes et la chaleur ont eu d'intensité, plus on doit
administrer de hautes doses de quinquina. Nos médecins
militaires ne sont parvenus à dompter les fièvres intermittentes de la Mitidja, près d'Alger, et celles de Bone,
qu'en donnant le sulfate de quinine à des doses si fortes
qu'une semblable pratique à Paris serait effrayante et
excessive. Me trouvant en mission à Bone à la fin de
1835, je ne pus m'empêcher, malgré la grande habitude
que j'ai de traiter les fièvres intermittentes, d'être étonné
en voyant administrer le fébrifuge à si haute dose ; mais
je ne tardai pas à reconnaître que cette pratique était la
meilleure et qu'il convenait même de l'étendre, à quelques modifications près, aux fièvres continues qui offraient la moindre rémittence. En effet, dans les pays
marécageux l'influence paludique a bien sa part dans l'é-
tiologie des pyrexies. C'est ce qui leur imprime le cachet
de la constitution régnante.

35. Un autre moyen thérapeutique, la compression des
extrémités du corps par des ligatures, prévient le retour
des accès en ralentissant la convergence du sang vers
l'intérieur, c'est-à-dire en prévenant la congestion splénique.

36. Le retour des accès à heure fixe prouve l'influence
solaire diurne sur la circulation du sang ; mais l'incon-
stance de ces mêmes retours ne prouve pas contre cette
même influence, parce que, dans l'intervalle des accès,
l'influence solaire, modifiée en plus ou en moins, aura été
plus ou moins active ; ou bien encore parce que l'individu aura été placé dans des conditions hygiéniques ou

diététiques propres à modifier en lui la circulation du
sang. C'est ce fait de la modification de la circulation,
que je voulus prouver à des élèves qui suivaient ma visite à l'hôpital militaire dont j'étais chargé à Paris. Pour
leur montrer qu'en modifiant la circulation du sang, et
en prévenant la congestion splénique qui se forme pendant le temps qui s'écoule entre deux accès, on prévient
aussi le retour de ces mêmes accès, je choisis un sujet
atteint d'une fièvre tierce récente : je fis faire cinq ou six
applications de sangsues pendant l'apyrexie. Ces applications faites sur différentes parties du corps, et à des in-
tervalles de plusieurs heures, comme lorsqu'on donne le
quinquina, étaient de six sangsues chaque fois. Mon at-
tente fut parfaitement remplie ; la perte de sang qui avait
eu lieu à la surface du corps avait empêché la congestion
à l'intérieur, et l'accès n'eut pas lieu. Cette pratique n'est
applicable qu'aux fièvres intermittentes simples ; elle est
imitée de la nature qui très-souvent a guéri des fièvres
intermittentes par une hémorrhagie nasale. S'il s'agissait
des pernicieuses, il faudrait y joindre l'administration du
quinquina sans craindre qu'une saignée pût diminuer l'action du fébrifuge. Ce traitement serait au contraire très-
rationnel, parce qu'il combattrait, d'une part, la disposi-
tion à la congestion splénique ; et de l'autre, l'agent
fébrile ou le miasme dont le sang est imprégné. Aussi
ai-je écrit, il y a déjà bien longtemps, que, dans beaucoup
de cas, il faut saigner d'une main et donner le quinquina
de l'autre ; c'est ce qu'on fait en Italie et en Espagne et
non pas à Paris.

Conclusion. Ce que je viens de dire est déduit de la plu-
ralité des faits que ma pratique dans des pays très-ma-

récageux, m'a permis de recueillir. On peut sans doute rapporter d'autres faits qui prouveraient le contraire; mais on ne m'opposera que des exceptions. Les idées générales que j'ai exposées ne peuvent en être detruites. L'influence des saisons contribue à donner le type, la périodicité vient de l'influence solaire diurne et de la rate comme faisant partie du système vasculaire sanguin, ce que je démontrerai plus tard. Aussi je dirai : 1° Si sur dix fièvres intermittentes obsei vées en été, neuf sont quotidiennes ou doubles tierces, et la dixième seulement tierce, on sera forcé de convenir que le type quotidien résulte des jours les plus longs et les plus chauds ; 2° si sur dix autres fièvres observées en automne neuf sont tierces et non pas la dixième, je serai autorisé à assigner le type tierce à l'automne; 3° j'en dirai autant des quartes par rapport à l'entrée de l'hiver ; 4° si sur un plus grand nombre de fièvres quotidiennes ou tierces, une seule vient pendant la nuit, j'en conclurai que cette dernière partie de la journée, ou l'absence du soleil, est une condition contraire au retour des accès et à la périodicité ; 5° mais, par-dessus tout, je dirai que les fièvres intermittentes pernicieuses règnent généralement dans les pays marécageux et chauds ; qu'elles ont toujours le type quotidien ou tierce et qu'elles ne sont observées qu'en été et en automne, assertions qui toutes militent fortement en faveur des propositions par lesquelles j'ai cherché à démontrer l'influence paludique et solaire sur l'homme, plus spécialement sur le sang et subsidiairement sur la rate pour y former une congestion : car, en dernière analyse, les praticiens sont forcés de convenir que ce viscère est toujours malade d ns les fièvres inter-

mittentes de tous les types. Mais je crois avoir démontré
que la congestion de sang dont il est le siége est idiopa-
thique ou primitive, et non point symptomatique ou consécutive de la fièvre. Les recherches ultérieures achève-
ront de dissiper les doutes qui pourraient exister encore
sur ce point.

QUELQUES CONSIDÉRATIONS A L'APPUI DES PROPOSITIONS PRÉCÉDENTES.

Les propositions et les développements qui précèdent
ayant pour objet de faire considérer la rate comme jouant
un rôle important dans les fièvres intermittentes, quelques aperçus physiologiques sur cet organe ne seront
pas déplacés ici. Quel que soit le mystère qui couvre sa
fonction, il est cependant assez avéré aujourd'hui que la
rate est une dépendance du système sanguin. Sa contexture justifie cette opinion : elle a la couleur du sang dont
elle est pénétrée exclusivement. Elle est étrangère à la circulation lymphatique qui n'y laisse voir que de rares
vaisseaux à sa surface. Elle ne sécrète aucune humeur,
bien différente en cela du foie et des reins qui, comme
elle, admettent beaucoup de sang, se composent d'un tissu
qui leur est propre et qui les emplit en entier, mais qui
sécrètent des humeurs connues. Une autre considération
qui ne tend pas moins que les précédentes à montrer la
rate comme une dépendance du système sanguin, c'est
que, ce qui ne peut avoir lieu de tout autre viscère, on
peut l'extirper sans nuire à l'animal, ainsi qu'on extirpe
une portion de ce même département sanguin dans les
amputations des membres, sans que les amputés cessent
de se bien porter. Quant aux autres considérations phy-

siologiques, je me bornerai à reproduire ici celles que je
consignai, en 1818, dans un mémoire qui a pour titre :
Des congestions sanguines de la rate.

On a été longtemps à savoir pourquoi la rate a des
vaisseaux sanguins très-gros, relativement à son volume,
et, de nos jours seulement, on a cru en avoir trouvé la raison. En 1802, Assolant écrivait que le sang est à la rate
ce que la fibrine est aux muscles et le phosphate calcaire
aux os; c'est-à-dire qu'il est la matière la plus abondante
que l'on trouve dans ce viscère ; et le professeur Dumas
adopta cette opinion. En 1803, Moreschi, de Pavie, con-
statait par de nombreuses expériences sur les animaux,
ce que Lieutaud avait démontré avant lui, que la rate
est pleine de sang lorsque l'estomac est vide d'aliments,
et qu'elle se vide à son tour lorsque celui-ci s'emplit ;
d'où il a conclu qu'elle est un réservoir du sang appro-
prié aux besoins de l'estomac. En 1804, Portal la consi-
dérait comme une éponge qui est plus pleine de sang à
certaines époques du jour qu'à d'autres. En 1806, Ben-
jamin Rusch, médecin aux États-Unis, publiait que la
rate est un réservoir du système vasculaire, d'où le sang
est repris pour quelque fonction principale. Selon ce
même auteur, et beaucoup d'autres, c'est encore dans
ce viscère que ce fluide vital s'amasse pendant les exer-
cices violents du corps et les marches précipitées. Nous
devons à Everard Home, médecin anglais, quelques expériences qu'il publia en 1808, et qui tendent à prouver
que la rate concourt au travail de la digestion et qu'elle
communique directement avec l'estomac. Enfin, M. Ma-
gendie a mis la rate au premier rang des viscères qu'il
considère comme formés en très-grande partie de radi-

cules veineuses. On serait donc fondé à dire, d'après
Lieutaud, Moreschi et Rusch, que le sang ainsi amassé
dans la rate ne perd pas de ses qualités naturelles, puisqu'il rentre dans la circulation sans avoir causé aucun
trouble : le contraire arriverait si une pareille collection
se faisait dans un autre organe. Ici ce serait une véritable hémorrhagie occasionnée par la rupture des vaisseaux;
là, au contraire, c'est une dilatation des vaisseaux de la
rate. Dans le premier cas, le sang tendrait à la décomposition ; dans le second, il conserve ses propriétés vitales.
Voilà pourquoi la rate est rarement le siége d'une inflammation. On trouve beaucoup de suppurations du foie
avant d'en rencontrer une de la rate. Ma pratique dans
nos hôpitaux militaires de Venise, de Rome et d'Espagne, où j'ai vu beaucoup d'engorgements spléniques, ne
m'a fourni qu'un seul cas où un abcès de la rate, devenue
adhérente au diaphragme, s'ouvrit dans la poitrine et y
forma un empyème. Cette splénite reconnaissait pour
cause un effort que l'individu avait fait en portant un
lourd fardeau dans une marche forcée, et non pas une
fièvre intermittente. L'ouverture de l'abcès était conver-
tie en un ulcère à bords irréguliers et profond, dans lequel on aurait pu loger un œuf de pigeon. Mais il est à
remarquer que la matière de l'empyème était moins puru-
lente que sanguine. Elle ressemblait à du chocolat délayé,
et l'ulcère, dans toute son étendue, était de couleur de lie
de vin, sans apparence de pus ; d'où l'on peut inférer
qu'il y avait eu érosion des vaisseaux qui composent le
tissu de la rate, plutôt qu'une inflammation. On trouvera
cette observation dans les *Annales* de la Société de
médecine pratique de Montpellier, année 1811.

Quelques physiologistes ont dit que la rate, réservoir du sang, se désemplit par la faculté donnée à son tissu de se contracter, tissu analogue à celui dit érectile que, de nos jours, Dupuytren et Rullier ont signalé à l'attention et qui n'est plus révoqué en doute. D'autres, qu'à la faveur de ses communications avec l'estomac elle en reçoit une portion du suc gastrique qui se forme hors des temps de la chimification, et qu'à raison de cela le sang qui la traverse devient gélatineux et acquiert des propriétés nouvelles : enfin, dans ces derniers temps, on a cru reconnaître qu'elle sert à la reproduction des vésicules du sang. De toutes ces données physiologiques, fruit des travaux de savants expérimentateurs, on peut tirer d'utiles inductions en faveur de la théorie que j'ai déduite de l'étude des fièvres intermittentes ; car, si la rate est une dépendance du système sanguin, et si elle est constamment atteinte dans ces fièvres, on sera porté facilement à croire que ces maladies sont dues à un désordre de la circulation du sang et que la rate en est le siége. Ce désordre m'a été démontré, non seulement par l'autopsie, mais encore, du vivant des individus, par le sentiment d'une forte douleur que réveillait la main de l'explorateur posée sur l'hypocondre gauche chez les sujets qui étaient dans l'accès pernicieux, et privés de toute connaissance.

La physiologie et la pathologie de la rate se réunissent donc pour expliquer le mystère des fièvres intermittentes, car ce viscère est le siége d'une congestion de sang dans l'état de santé ; il l'est aussi en état de maladie, avec cette différence que la circulation y est régulière dans le premier cas, et irrégulière dans le second.

Mais cette irrégularité a des degrés : peu intense, elle procure des congestions modérées, d'où les fièvres intermittentes simples; très forte, au contraire, elle devient une hémorrhagie, interrompt la circulation dans l'organe et donne lieu aux congestions spléniques volumineuses inséparables des fièvres intermittentes pernicieuses et mortelles. La congestion physiologique et la congestion pathologique ainsi rapprochées me paraissent mériter la plus sérieuse attention des médecins praticiens. Ce rapprochement conduit à cette idée, que si le sang, dans son état de pureté, traverse impunément la rate et rentre dans la circulation sans troubler l'harmonie des fonctions, il ne peut en être de même lorsqu'il est imprégné de quelque principe délétère, soit par les miasmes paludiques, soit par tout autre agent de destruction, comme je le dirai plus tard; car on ne peut refuser à la rate la sensibilité spéciale qui est accordée à chacun des autres organes pour l'accomplissement régulier de leurs fonctions physiologiques.

Des considérations physiologiques, passons à celles que la thérapeutique nouvelle des fièvres intermittentes peut nous fournir, pour appuyer ce qui a été dit sur la rate considérée comme le siége de ces fièvres.

Il y a dans l'action spéciale du sulfate de quinine sur la rate, et dans ses propriétés fébrifuges, considérées séparément, deux grandes preuves en faveur de la théorie nouvelle que j'ai appliquée aux fièvres intermittentes. Donné à haute dose, ce médicament fait disparaître les engorgements de la rate, qui sont toujours des congestions sanguines. Son efficacité n'est pas moins certaine contre les accès pour en prévenir le retour. Mais, s'il guérit les congestions sanguines de la rate, considérées comme consécutives des fièvres intermittentes, pourquoi ne serait-il pas vrai de dire que son action est directe ou spéciale sur cet organe, lorsqu'il sert à combattre ces mêmes fièvres ? Il s'ensuivrait alors qu'il guérit la congestion splénique récente qui provoque les accès, de même qu'il guérit ces mêmes congestions qui, selon l'ancienne manière de raisonner, sont produites par ces mêmes accès ; mais il faudrait en tirer cette autre conséquence, déjà reproduite ailleurs, que l'engorgement de la rate est la cause et non l'effet de la fièvre. Ces conséquences reposent sur ce dilemme : ou ceux qui ont écrit avoir guéri les engorgements de la rate par de fortes doses de sulfate de quinine ont avancé une erreur, ou bien le fait de la spécialité thérapeutique de ce médicament sur la rate est avéré. On doit en être persuadé d'autant plus que l'on connaît la communication assez directe de l'estomac avec la rate ; ce qui fait que la propriété du fébrifuge va tout aussi directement du premier de ces viscères à l'autre. Mais cette corrélation des organes a été méconnue ou mal interprétée, par suite de l'habitude que l'on a prise de considérer la fièvre comme un agent, comme une puissance. Lorsqu'on met fin à une fièvre inflammatoire par d'abondantes saignées, dit-on que la saignée est fébrifuge ? Non certainement. Mais on est persuadé d'avoir combattu l'élément le plus appréciable de la fièvre inflammatoire, qui est une surabondance ou une congestion de sang. Il faut donc abandonner l'ancien langage et dire, selon la dialectique moderne, qu'il n'y a pas de fièvre sans une lésion organique plus ou moins connue. Par exemple, dans la pneumonie aigue, une congestion dans les poumons donne lieu à un trouble général appelé fièvre. Les effets de cette congestion sont la mort si elle est forte; mais si elle a été moyenne, une convalescence longue et pénible indique un état plus ou moins persistant de la maladie du poumon. De même une forte congestion splénique donne lieu aux fièvres intermittentes pernicieuses et mortelles; moyenne, elle est la cause des intermittentes simples, pendant ou après le cours desquelles il existe un engorgement de la rate. Dans l'un et l'autre cas encore la congestion s'efface lentement ; mais sur le poumon, organe inflammatoire et dont la fonction est incessante ou continue, la congestion produit une fièvre incessante ou continue, du genre des inflammatoires; tandis que sur la rate, viscère peu susceptible d'inflammation et dont la fonction n'est pas continue, elle donne lieu à une fièvre non continue ou intermittente et non inflammatoire. Disons donc qu'on ne peut tenir la fièvre pour consécutive dans la pneumonie et pour primitive dans les intermittentes. Disons encore que la saignée n'est pas plus fébrifuge contre la pneumonie que le sulfate de quinine contre les fièvres intermittentes. Dans l'un et l'autre cas, l'action thérapeutique est dirigée contre un organe malade, ou mieux, contre une affection organique. Aussi, pour combattre la fièvre intermittente d'une manière rationnelle, faut-il connaître, d'une part, quel est l'organe affecté, et de l'autre, quel médicament a une action spéciale sur cet organe. Or l'observation nous apprend que c'est la rate en premier lieu, et que le sulfate de quinine remplit la seconde condition. A l'appui de ce que je viens de dire sur l'effet thérapeutique du sulfate de quinine contre les engorgements de la rate qui existent encore

après que la fièvre a disparu, il est bon de rappeler une
pratique ancienne, pratique sage, qui consistait à administrer assez empiriquement le quinquina après que les
accès avaient cessé, et cela dans la vue de prévenir le
retour de la fièvre. Cette thérapeutique ancienne, éclai-
rée par la nouvelle, ne dit-elle pas que le quinquina pré-
venait une congestion splénique nouvelle, ou détruisait
celle qui était restée après la cessation de la fièvre?

De ce qui précède il faut tirer cette autre conséquence
déjà reproduite ailleurs, que, si le sulfate de quinine,
par son action spéciale sur la rate, détruit les congestions
de sang, soit anciennes, soit nouvelles, dont ce viscère est
le siége, les fièvres intermittentes sont dues à un désordre de la circulation de cette humeur, et non pas à une
modification pathologique du système nerveux ; car une
des terminaisons les plus ordinaires de la fièvre intermittente pernicieuse est la forme apoplectique, qui n'est
pas celle des affections nerveuses, mais bien de celles
qui sont dues à une congestion de sang. Or, l'apoplexie
proprement dite n'est une maladie du système nerveux que secondairement ; la congestion du sang la précède.

D'autres agents thérapeutiques ont été vantés contre
les fièvres intermittentes. Quelques-uns, non moins effi-
caces que le sulfate de quinine, mais d'un dangereux em-
ploi, portent leur action assez directement sur la rate.
L'étude des poisons a fait connaître que ceux que l'on
introduit dans l'estomac des animaux se retrouvent dans
le foie et dans la rate bientôt après l'ingestion ; et c'est
probablement à cette prompte communication entre ces
viscères que les préparations arsenicales doivent leurs

propriétés fébrifuges. Je les ai administrées plusieurs fois, et toujours elles ont mis fin à la fièvre. J'ai donné quelques observations à cet égard dans le *Journal de médecine militaire*, année 1825, en y rappelant les noms des médecins allemands, anglais et français qui m'avaient précédé dans l'administration de ce toxique ; mais j'ai fait connaître aussi que quelle que soit son efficacité, il serait peu sage de l'admettre dans la pratique. On aurait à craindre des erreurs que je n'ai évitées qu'en l'administrant moi-même à mes malades, et en cherchant à connaître le degré de tolérance de l'estomac de chacun d'eux.

Je passe à d'autres considérations tirées de la pratique de Torti, des âges, des tempéraments et d'autres conditions de la vie humaine par rapport aux fièvres intermittentes.

L'anomalie des symptômes des fièvres intermittentes pernicieuses qu'il faut toujours prendre pour type, prouve en faveur de l'opinion que je soutiens. Ainsi, Torti, par exemple, énumère sept pernicieuses différentes, dont quatre se rapportent à l'abdomen, savoir : la *cholérique* ou *dysentérique*, l'*atrabilaire*, la *cardialgique* et la *diaphorétique* ; deux à la poitrine, la *syncopale* et l'*algide* ; une enfin au cerveau, la *soporeuse* ou *apoplectique*. Toutes ces dénominations sont tirées des symptômes ou des formes diverses qui accompagnaient la fièvre, et nullement de la pathologie des organes, car Torti n'a ouvert aucun cadavre ; mais cette variété même indique l'incertitude qui régnait dans l'esprit du médecin de Modène : une même maladie ne peut avoir sept siéges différents. La fièvre intermittente est une de sa nature, mais elle se présente sous différentes formes qui lui sont don

3

nées par la constitution médicale régnante, autant que
par la constitution propre à chaque individu, ou idiosyncrasie. Le système nerveux, que beaucoup de médecins
considèrent comme le principal agent dans les fièvres intermittentes, ne peut modifier son action au point de
produire les phénomènes divers qui appartiennent aux
intermittentes pernicieuses, et qui ont porté Torti à faire
sept espèces différentes de ces mêmes fièvres ; mais il est
plus rationnel d'attribuer toutes ces variétés, toutes ces
anomalies, aux anomalies même de la circulation du
sang. Les miasmes paludiques et la chaleur atmosphérique agissent plus directement sur le sang que sur les nerfs.

J'ai fait voir ailleurs que la révolution solaire, soit annuelle, soit diurne, modifie le type des fièvres intermittentes ; je dois ajouter ici que cette influence s'exerce sur
le sang en raison de la force des individus. Pendant mon
séjour à Rome, en 1807 et 1808, j'ai vu que les fièvres
intermittentes tendaient d'autant plus à être pernicieuses,
que les militaires étaient plus robustes et qu'ils avaient
fait un plus grand usage des boissons alcooliques jointes
à une bonne nourriture ; ce qu'ils avaient pour peu d'ar-
gent dans les États romains. La plupart de ceux qui suc-
combaient offraient, à l'autopsie, l'abdomen recouvert
d'une forte couche de graisse. Cet embonpoint inséparable de ce qu'on appelle vulgairement un sang très-riche,
rendait la circulation de ce fluide plus difficile, et donnait
encore plus de prise à l'influence solaire. Outre que, plus
riche, plus chargé de fibrine, le sang devait circuler plus
difficilement, j'ai noté qu'une autre condition de ce fluide
le rendait également moins propre à la circulation, savoir,
la rareté de la partie séreuse. Plusieurs fois j'ai fait sai-

gner des sujets atteints de fièvre intermittente récente,
et j'ai observé que le caillot n'offrait que peu de sérosité
au bout de vingt-quatre heures. Cet épaississement du sang
était-il dû à l'absorption et à l'action chimique des miasmes paludiques, à une hématose plus riche, à un excès
d'albumine ou de gélatine que quelques chimistes ont
trouvée dans le sang qui avait traversé la rate, ou bien
à la soustraction de la sérosité par les sueurs? C'est ce
que je ne chercherai pas à éclaircir. Il me suffit de savoir
que le sang était plus épais et que l'influence solaire ne
pouvait qu'augmenter cette densité. Cet état du sang
produit un autre obstacle à la circulation que j'ai trouvé
dans les cadavres après les intermittentes pernicieuses :
je veux parler d'une concrétion idatidiforme uniquement
formée de fibrine et d'albumine, qui occupait les cavités
droites du cœur. Morgagni, qui a trouvé de ces concrétions, pense qu'elles se forment au moment de la mort; je
ne partage pas son opinion, parce que ces concrétions,
qui sont un produit immédiat du sang, ne laissaient aper-
cevoir quelques traces de la partie colorante qu'à leurs
extrémités ou prolongements dans la veine cave et dans
le ventricule; tandis que la concrétion, occupant l'oreillette, offrait la couleur d'ambre qui est celle de l'albumine. Cette humeur était infiltrée dans un réseau de
fibres parallèles entre elles, et liées par d'autres fibres
transversales obliques dans un ordre parfaitement régulier. Ce réseau était composé de couches superposées ; on
l'obtenait par la séparation de l'albumine, en comprimant
graduellement la concrétion mise entre quelques linges
fins, ou quelques feuilles de papier ; cette organisation si
régulière avait eu lieu nécessairement pendant la vie.

Elle était due à un départ du sang dans toute l'économie, départ qui, du vivant de l'individu, avait donné une teinte jaune à la partie antérieure du corps, et des plaques brunes à la partie postérieure ; deux couleurs bien distinctes, dont la première était due à l'albumine et l'autre à la partie colorante du sang entraînée vers les parties les plus déclives du corps, les malades étant couchés sur le dos. La concrétion dont j'ai parlé était de la grosseur d'un jaune d'œuf de poule, remplissant l'oreillette, et par cela même, faisant obstacle à la circulation du sang, avait contribué à la mort. Quoique la chaleur du soleil, quelle que soit son intensité, n'augmente pas beaucoup la chaleur naturelle du corps humain, cependant elle y ajoute quelques degrés, et cette addition doit diminuer la fluidité de l'albumine, d'où l'épaississement du sang et la formation des concrétions fibro-albumineuses. Si la science acquiert un jour des données certaines sur ce point important, il sera facile alors d'expliquer les congestions secondaires dont j'ai déjà parlé ; car un obstacle à la circulation dans les cavités droites du cœur doit retenir le sang dans les subdivisions principales de la veine cave ; d'où les formes si diverses des intermittentes pernicieuses. J'ai observé que ces maladies sont plus fréquentes lorsqu'on fait marcher la troupe aux heures de la chaleur dans les pays marécageux. La première que j'eus à traiter à Rome, fut d'un soldat qui avait fait partie d'un détachement qui arriva de Civitavecchia à Rome le 9 juillet 1807. Aussi cette observation est-elle la première de celles que j'adressai à la Société de médecine pratique de Montpellier, et qui parurent dans ses *Annales* en janvier et mars 1808. Telle fut aussi l'époque à laquelle je donnai mes pren iers

aperçus sur la maladie de la rate dans les fièvres intermittentes.

Je trouve encore une grande analogie entre l'influence
d'un sang plus riche et celle des âges ou des phases de
la vie humaine. Les fièvres intermittentes sont très rares
pendant l'enfance, beaucoup moins dans l'adolescence, très
fréquentes dans l'âge viril, moins au déclin de la vie, et à
peu près nulles dans la vieillesse. On peut expliquer cela
en disant que l'âge viril étant le *summum* de la vie et de
la vitalité du sang, est aussi l'époque qui favorise le plus
l'influence des causes qui agissent sur ce fluide vital pour
produire les congestions. Ces considérations tirées de l'influence des âges concordent parfaitement avec ce qui
a été dit de l'influence solaire. En effet, les fièvres intermittentes surviennent aux époques où ces deux in-
fluences ont le plus d'activité; savoir, la saison des
fortes chaleurs et l'époque de la plus grande vitalité du
sang. Mais lorsque les phénomènes de la santé et de
la maladie de l'homme, de cet être si faible et si soumis aux agents physiques, peuvent être expliqués par
l'influence de ces mêmes agents, doit-on se croire si éloi-
gné de la vérité? je ne le pense pas.

Un raisonnement analogue à celui sur l'influence des
âges peut s'appliquer à l'influence des tempéraments; c'est
ce que j'ai fait remarquer déjà; et si les personnes du sexe
sont moins sujettes aux fièvres intermittentes que les
hommes, c'est non seulement parce qu'elles sont moins
exposées que ceux-ci à l'action des agents atmosphériques
dont je viens de parler, mais encore parce que la nature
prévient en elles mensuellement la formation des congestions spléniques.

Sous quelque point de vue que l'on envisage la question que je traite, c'est toujours le sang qui, modifié dans sa nature ou dans son cours, est l'agent principal des fièvres intermittentes, et la conséquence de cette modification est une congestion de sang dans la rate. Cette assertion a en sa faveur les expériences toxicologiques faites récemment sur des animaux et même les recherches juridiques dans les cas d'empoisonnement criminel. Elles ont appris, en effet, que les substances vénéneuses se retrouvaient dans les viscères parenchymateux où le sang arrive en abondance, tels que le foie, la rate, les reins, etc. ; c'est-à-dire que le sang était devenu le véhicule du poison. Mais dans la question qui nous occupe, au lieu de poison, admettons les miasmes paludiques circulant avec le sang qui en a été imprégné dans les poumons, et nous aurons la raison suffisante des congestions sanguines spléniques qui produisent les fièvres intermittentes.

Je dois insister d'autant plus sur ce point, que trop souvent on a considéré ces fièvres comme des affections nerveuses. Les expériences toxicologiques dont je viens de parler ont appris encore que les substances vénéneuses n'avaient pas été trouvées dans les centres nerveux, tels que le cerveau et la moelle épinière, et l'on a supposé que cela tient à ce que ces parties reçoivent peu de sang : ce qui me confirme dans l'opinion que j'ai toujours eue, que le système nerveux n'a qu'une part secondaire dans les fièvres intermittentes ; car il serait assez difficile de persuader que la chaleur le modifie assez en été pour l'exciter quotidiennement, et lui faire produire le trouble général que nous appelons fièvre quotidienne ; ou bien, qu'en automne elle le trouve insensible un jour, et plus disposé le lendemain à produire le susdit trouble général, ou la fièvre tierce, etc. Il est plus conforme à la raison d'admettre que le système vasculaire sanguin reçoit l'influence des saisons, et que cette influence a quelque chose de thermométrique, comme je l'ai dit ailleurs. On pourrait y voir tout au plus la réaction du système vasculaire sur le système nerveux, comme dans l'apoplexie, de même qu'il est des maladies qui reconnaissent pour cause la réaction du système nerveux sur le vasculaire. Les accidents nerveux observés dans les fièvres intermittentes sont, à peu près, ceux que déterminent les hémorragies soit internes soit externes. Or, la congestion splénique est une véritable hémorragie, ou, comme je l'écrivais en 1818, une vaste ecchymose : car, outre ce que l'autopsie nous apprend à cet égard, les phénomènes caractéristiques de l'invasion des accès sont les mêmes que ceux des hémorragies : savoir ; en premier lieu les frissons ou le froid plus ou moins intense et la pâleur livide des extrémités ; en second lieu, la chaleur et la sueur qui sont des phénomènes de réaction. Si le système nerveux avait une part active dans la production des fièvres intermittentes et dans le retour des accès, les femmes, généralement plus irritables et plus nerveuses que les hommes, devraient y être plus sujettes, et l'on observe le contraire. J'ai vu des milliers de ces fièvres en Italie et en Espagne, dans nos hôpitaux militaires, et l'on ne dira pas que des soldats étaient irritables et nerveux. Ces hommes endurcis aux fatigues, en butte aux intempéries et dans la force de l'âge, n'avaient guère que des maladies dues aux désordres de la circulation du sang, et les fièvres intermittentes sont de ce nombre. Ces désordres de la circulation du sang expriment plus fidèlement l'action des causes atmosphériques chez les hommes qui, comme les militaires, sont dans l'âge viril, nivelés par la discipline et le régime, et tenus dans les mêmes conditions hygiéniques, que dans les populations des villes dont les individus sont dans des conditions si diverses et si variables. Aussi à Rome, par exemple, où, en hiver, et au printemps, on ouit d'une température douce et peu variable, je comptais à peine quelques malades à l'hôpital ; à Paris, au contraire, ces deux saisons sont celles qui en fournissent le plus dans nos hôpitaux militaires, et les maladies sont de celles que nous appelons catarrhales inflammatoires. Mais, tandis qu'à Paris l'été et l'automne donnent lieu à peu de maladies, à Rome, au contraire, ces deux saisons en produisent beaucoup, et le plus grand nombre sont des fièvres intermittentes. Alors les miasmes paludiques et la chaleur de l'atmosphère font cause commune pour produire ces fièvres.

Ces deux causes sont tellement inséparables, ou nécessaires l'une à l'autre, que lorsque l'une d'elles cesse, les fièvres intermittentes cessent aussi. L'observation prouve, en effet, qu'en s'éloignant des pays marécageux on se débarrasse des fièvres intermittentes qu'on y avait contractées, aussi bien que par le quinquina, et que l'on évite même les récidives. On dirait que ces fièvres sont entretenues par l'absorption continuelle du miasme paludique, et l'on pourrait presque assurer que cette absorption, qui a lieu dans l'intervalle des accès, contribue au retour de l'accès même, ce qui serait une intoxication nouvelle (1). L'action quotidienne de la chaleur sur le corps humain, principalement sur le sang, favorise l'action des miasmes dont ce fluide vital est imprégné, ce que prouvent la fréquence des accès et leur intensité qui sont proportionnées à l'intensité même de la chaleur dans les pays marécageux ; c'est ce que j'ai établi en parlant de la révolution solaire, tant annuelle que diurne. Mais cela est démontré également, quoique par des résultats différents, par le changement brusque de la température, qui a pour effet le changement brusque du type des fièvres et le passage même à la rémittence. J'ai observé cela à l'hôpital militaire de Rome, lorsque le vent du nord ou des jours de pluie venaient interrompre la

---

(1) Il pourrait bien se faire que le séjour dans les pays marécageux fût aussi funeste aux personnes qui ont une fièvre intermittente, que celui des hôpitaux l'est à celles qui souffrent des fièvres typhoïdes. L'analogie conduit à cette supposition. Dans l'un et l'autre cas l'action de la cause morbifique est permanente et entretient ou aggrave la maladie. Auprès des marais, ce sont les effluves marécageux; et dans les hôpitaux le mauvais air des salles où l'infection s'est établie. Quant aux hôpitaux, le fait est manifeste lorsque l'on voit les plaies les plus simples tourner à la gangrène, ou que des maladies d'un caractère peu grave deviennent des typhus mortels; j'en citerai un fait non douteux. A Figuères en Catalogne, dans un hôpital que j'avais au fort, je perdais peu de malades, non seulement à cause de la position élevée de ce fort, mais encore parce que les croisées de cet hôpital étant garnies de canevas au lieu de vitres, permettaient le renouvellement de l'air dans les salles nuit et jour. Par opposition, le typhus faisait beaucoup de ravages dans un autre hôpital que j'avais dans la ville, située au bas du fort, parce que les salles moins bien aérées étaient fermées par des vitres. Dans ce même hôpital et dans plusieurs autres, j'ai noté encore qu les maladies prenaient une tournure moins favorable dans les salles du rez-de-chaussée ou du premier étage, que dans celles du second ou du troisième, parce que, dans les premières, les miasmes entaient moins b en neutralisés ou chassés par la ventilation.

série des jours de chaleur qui avaient précédé. Il m'était d'autant plus facile de faire cette observation, que, sur cent malades, la moitié au moins souffraient des fièvres intermittentes.

Mais ce que je viens de dire sur la part active de la chaleur est confirmé par des observations récentes publiées par les journaux de médecine, et sur lesquelles on a appelé l'attention des savants. En effet, depuis quelque temps, les observateurs français s'attachent à signaler les pays marécageux comme également propres à produire des épidémies de fièvres tantôt intermittentes, et tantôt typhoïdes; notant expressément que les premières ont lieu les années où la chaleur a été forte; et les autres, lorsque la chaleur a été modérée. On peut ajouter à ces considérations que l'habitant des champs souffre plus des fièvres intermittentes que le citadin, parce qu'il est plus exposé que ce dernier à l'absorption des miasmes paludiques et à l'action de la chaleur du soleil.

Cette part de la chaleur atmosphérique dans la production des fièvres intermittentes et dans la détermination des types est surtout démontrée par l'observation pratique de deux médecins qui, dans ces derniers temps, se sont occupés avec autant de zèle que de succès de ces mêmes fièvres. Je veux parler de MM. Maillot et Nepple. Les résultats de leur observation ne diffèrent qu'à raison de la différence de la température des pays où ils exerçaient. Ainsi, M. Maillot, qui a fait ses remarques à Alger et à Bone, a eu à traiter beaucoup plus de fièvres quotidiennes que de tierces, tandis que M. Nepple, qui pratique dans le département de l'Ain, a constaté que le nombre des premières s'élève peu au-dessus de celui des secondes.

Les résultats de l'observation de ces deux médecins sont les suivants : (Voir la *Revue Médicale* de février 1846 et le *Journal de Médecine* de Lyon, de décembre 1845).

Sur 3,114 fièvres d'accès observées à Bone et à Alger, M. Maillot a noté.

F. quotidiennes. 2181

Tierces. 901

Quartes. 32

Dans le canton de Montluel (Ain), M. Nepple a compté, sur 954 intermittentes,

F. quotidiennes. 443

Tierces. 420

Quartes. 91

Il résulte donc de ces tableaux que M. Maillot a eu à traiter beaucoup plus de fièvres quotidiennes que de tierces, parce qu'il pratiquait dans un pays d'une température très-chaude, qui rappelait les accès chaque jour ; et que M. Nepple n'a noté qu'une légère différence entre ces deux types, parce qu'il habitait au pied des Alpes et sous une température moyenne. Il n'y a pas jusques aux fièvres quartes qui y figurent d'autant moins que la température a été plus élevée, puisqu'elles y sont comparativement plus nombreuses au pied des Alpes qu'en Afrique. Mais, avant les judicieuses remarques de ces deux médecins, on avait noté qu'au-delà du Rhin, dans la Hollande et en Angleterre, le type tierce est celui que l'on observe le plus généralement, tandis que Torti, Lancisi et Morgagni ont vu plus souvent le quotidien. La chaleur de l'atmosphère est donc pour beaucoup dans la production des types.

Enfin, les fièvres intermittentes cessent lorsque arrive

l'hiver, saison de consolation pour les habitants des pays marécageux qui renaissent, en quelque sorte, n'étant plus sous la double influence des miasmes paludiques et de la chaleur. Tout le monde sait qu'alors les eaux, plus abondantes, recouvrent le limon des marais sur lequel le soleil ne peut plus exercer son action, que je considère toujours comme secondaire ; car la chaleur est pour le développement des fièvres intermittentes, ce qu'elle est pour le développement des germes dans toute la nature. Les pays froids servent à prouver ce qui vient d'être dit ; car on voit les fièvres intermittentes devenir plus rares à mesure qu'on va vers les régions polaires. Au rapport des voyageurs, elles sont inconnues en Islande. Pour moi, je puis assurer que dans la campagne de 1812, en Russie, les fièvres intermittentes furent fort rares. Je ne me souviens pas d'en avoir eu à traiter une seule à Moscou, dans l'hôpital dit des *Enfants trouvés*, dont je fus le médecin pendant tout le temps de notre séjour dans cette capitale, en septembre et en octobre, et où je comptais habituellement plus de deux cents malades.

Je viens de parler de l'intoxication miasmatique à laquelle sont ouvertes, comme je l'ai dit déjà, deux voies principales : celles de la respiration et de la digestion. Mais si l'on voulait d'autres faits pour montrer que l'imprégnation du sang par les miasmes ou par des produits analogues de la putréfaction est une des conditions voulues rigoureusement pour engendrer les fièvres intermittentes, je n'aurais qu'à rappeler que ces fièvres ont été observées souvent après la résorption du pus de certaines plaies ; dans la dernière période de la phthisie pulmonaire, observation qui date d'Hippocrate, et pendant certaines maladies des voies urinaires ou des organes de la génération compliquées d'ulcérations, toutes circonstances dans lesquelles le sang a été infecté par la résorption du produit de la décomposition animale dans le corps même de l'homme : car aujourd'hui l'on ne révoque plus en doute la présence du pus dans ce fluide vital, dans les cas pathologiques dont je viens de parler. Il reste à vérifier si la saison chaude y contribue. D'autres cas d'infection moins bien connus n'en sont pas moins réels : voilà pourquoi l'on voit des fièvres intermittentes dans des pays non marécageux, et dont la cause reste énigmatique. Mais ces fièvres y sont isolées, jamais endémiques ni épidémiques : voilà aussi ce qui m'a fait dire, au début de ce mémoire, que, hors des pays marécageux, elles sont dues à des causes d'infection accidentelles et limitées dont il serait superflu de s'occuper ici Il me suffit, pour le moment, d'ajouter quelques données d'observation pratique à celles par lesquelles j'ai voulu prouver que le système vasculaire sanguin joue le rôle le plus important dans les fièvres intermittentes, et qu'il l'emporte de beaucoup sur le système nerveux.

Aux considérations que je viens de soumettre pour montrer que le sang imprégné de certains produits de la décomposition putride du corps humain encore vivant, est analogue au sang imprégné de miasmes paludiques et peut produire la fièvre intermittente, il faut ajouter, en supposant que l'action solaire manque à la première de ces deux espèces de sang, qu'elle peut bien être remplacée dans quelques cas par la chaleur des appartements. Je ne crains pas d'avancer ceci, qui paraîtra peut-être peu croyable à quelques personnes ; mais j'ai, sur de tels effets de la chaleur des appartements, des faits si positifs, que je ne crains pas de soutenir cette assertion. J'ai connu un individu qui fut pris d'une fièvre intermittente dont les accès venaient à neuf heures du soir, parce qu'il passait ses soirées dans un café éclairé par le gaz, et qu'il était placé sous des globes de lumière donnant une forte chaleur qui tombait perpendiculairement sur sa tête, et qui l'incommodait beaucoup. Cette fièvre intermittente céda au sulfate de quinine. J'ai traité par le même moyen une autre fièvre intermittente qu'une cuisinière avait contractée dans une maison où elle était depuis peu, et où elle était exposée à un grand feu de cheminée, à partir de trois heures de l'après-midi. Les accès venaient à cinq heures, c'est-à-dire à l'époque de la journée où la chaleur du foyer avait agi fortement sur cette femme. De tels faits peuvent servir à faire comprendre combien il est difficile de se rendre raison de la cause de beaucoup de fièvres intermittentes qui surviennent dans des temps et des lieux qui ne paraissent pas réunir les conditions voulues pour la production de ces fièvres.

Certaines maladies que l'on appelle à juste titre les fléaux de l'humanité, viennent à l'appui de ces considérations. Je ne parlerai pas de la peste, parce que je n'ai pas été à portée de l'observer; mais je dirai que le choléra-morbus et la fièvre jaune sont dus à une modification vicieuse du sang par des agents atmosphériques. Dans le choléra-morbus, dont la cause encore peu connue paraît cependant être disséminée dans l'air, le sang, épaissi et converti en une sorte de gelée, est privé de la partie séreuse, ce qui annonce une altération profonde de cette humeur. Dans la fièvre jaune, que l'on impute au climat d'Amérique, et que j'attribue principalement à l'infection des bâtiments négriers. il y a aussi altération du sang. L'albumine se sépare de la partie colorante, ce qui, comme dans les intermittentes pernicieuses, donne lieu, d'une part, à la suffusion ictérique de la partie antérieure du corps et aux ecchymoses de la partie postérieure, et, de l'autre, à une hémorragie passive des membranes muqueuses. Cette hémorragie est sensible par la sortie d'un sang décomposé à travers les orifices de ces membranes, ainsi que par la matière noire des vomissements, dans laquelle l'analyse m'a fait trouver tous les éléments du sang. Aussi, dans ma relation sur la fièvre jaune de Barcelone, publiée en 1822, ai-je émis cette opinion, nouvelle alors et aujourd'hui généralement admise, que la bile est étrangère à tout ce qui se passe dans la fièvre jaune, et que cette maladie, due à une intoxication miasmatique du sang, conduit à la mort par une hémorragie passive de toute la membrane muqueuse. Mais cette hémorragie a bien quelque analogie avec celle qui forme la congestion splénique dans les fièvres intermittentes. L'agent principal est le même dans les deux maladies; c'est le sang qui a reçu une intoxication miasmatique propre à chacune d'elles. Mais dans la fièvre jaune, la congestion a lieu dans les membranes muqueuses, et le sang se fait jour par leurs orifices, ou reste dans leurs cavités où il subit une seconde altération qui produit la matière noire, de là l'anémie, qui est le dernier état caractéristique de la fièvre jaune; tandis que dans la fièvre intermittente pernicieuse, la congestion se fait dans la rate, d'où le sang ne peut sortir, ce qui trouble la circulation, et de là viennent les congestions secondaires qui, sur le cerveau, donnent à la fièvre la forme de soporeuse ou d'apoplectique ; sur le poumon, l'état algide, la syncope et l'asphyxie ; sur l'estomac, la cardialgie ; sur le foie, l'hépatite, etc. Mais toutes ces variétés sont essentiellement liées à la congestion splénique, et toutes sont symptomatiques de l'état pathologique de la rate. Ce n'est pas, d'ailleurs, une chose nouvelle que les congestions volumineuses spléniques dans les fièvres graves. Hippocrate en parle souvent, et son malade Philiscus, qui succomba à une fièvre dont tous les traits sont ceux des intermittentes pernicieuses, avait, dit-il, la rate élevée, formant une bosse ronde : *Lien elevatus est, orbiculari gibbositate.* Enfin, on a pu lire dans la *Revue Médicale* du mois d'avril 1842, un cas de *rupture spontanée de la rate à la suite des fièvres intermittentes,* survenue à un militaire qui mourut subitement dans la campagne d'Alger. L'autopsie fit voir que l'hémorragie fournie par cette rupture était telle, que, dit le docteur Bodichon, narrateur de ce fait, une ponction faite au ventre tuméfié comme dans une hydropisie ascite, laissa échapper une énorme quantité de sang. L'état pathologique de la rate fut également constaté.

Un autre cas, rapporté par la *Gazette Médicale* du 10 janvier 1846, sous la dénomination de *splénoncie sanguine,* doit être joint au précédent. Une dame, âgée de 22 ans, ayant eu probablement quelque fièvre intermittente, puisqu'il est dit qu'elle avait abusé des préparations de quinquina, n'avait pu retrouver la santé. Elle consulta le docteur del Zio, qui constata, entre autres désordres, l'hypocondrie, une fièvre rémittente et la maigreur du corps contrastant avec la proéminence de l'ab-

domen. Il constata aussi un développement si extraordinaire de la rate, que ce viscère s'étendait jusque dans les
deux fosses iliaques, remplissant le ventre presque en
totalité, au point de n'y laisser qu'un espace de trois travers de doigt de libre sous la dernière fausse côte du côté
droit. Le médecin, attribuant avec juste raison cette hy-
pertrophie de la rate à une congestion de sang, prescri-
vit une saignée de la saphène, l'application de six sangsues à la vulve et autant au fondement. Par un événement
heureux, les parents excédèrent les intentions du médecin ; la saignée fut de deux livres de sang et les sangsues
en nombre double ; mais la malade en fut très soulagée,
et les jours suivants la nature la servit encore mieux en
entretenant par les piqûres des veines et des sangsues
une perte de sang qui se renouvela plusieurs fois pendant
deux semaines, au bout desquelles l'engorgement de la
rate disparut, les facultés digestives reprirent leur cours,
la santé revint, et deux mois après le retour des règles
fut le signe d'une entière guérison. Mais il fut avéré dans
ce cas que les désordres étaient dus à la maladie de la
rate, qui n'était qu'une congestion de sang.

J'en ai dit assez, je pense, sur cet organe. La physiologie nous a appris que la rate fait partie du système vasculaire sanguin ; que sa fonction est intermittente, et
que ses rapports avec l'estomac sont très-directs. Quelques auteurs ont avancé que son tissu a la faculté de se
contracter pour expulser les liquides qu'elle contient, ce
qui reviendrait à l'idée de Portal, qu'elle est comme une
éponge, et qu'à certaines heures du jour elle est plus
remplie de sang que dans d'autres. Mais aucune de ces
données ne s'oppose à ce que nous la considérions de

même en état de maladie, et que nous n'y trouvions une des causes de la périodicité. J'estime que ce phénomène résulte de trois conditions : 1° De l'intermittence de fonction de la rate, appréciable par la congestion de sang qui s'y forme et s'abolit dans le même jour ; 2° de cette même congestion d'un sang vicié subordonnée à l'influence solaire alternativement positive et négative ; 3° de l'inaptitude de la rate à l'inflammation et de la réaction vitale qui tend à rétablir la circulation normale. Une congestion insolite moyenne, pouvant être réprimée par la puissance vitale, ne donne lieu qu'aux fièvres intermittentes ordinaires ; mais une congestion qui est portée à un point extrême, et tel que la réaction vitale ne puisse l'atténuer, ni la réprimer, est la cause des intermittentes pernicieuses qui, toutes, quelle que fût leur forme, m'ont offert la congestion splénique, c'est-à-dire la rate pleine de sang et dix fois ou quinze fois plus volumineuse que dans l'état naturel.

Je viens de faire connaître que les fièvres intermittentes sont dues au concours de plusieurs agents. Les uns sont à l'intérieur du corps, et constituent la prédisposition ; les autres à l'extérieur et déterminent l'action. A l'égard de ces derniers, je dirai qu'il est nécessaire qu'une cause puissante, mais étrangère à l'homme, contribue à rappeler les accès, ou mieux la maladie ; car, dans tous les autres cas pathologiques avec fièvre aiguë, une cause unique et suffisante ayant frappé un individu, il en résulte une maladie qui parcourt ses périodes sans interruption ni retour. Telle est, par exemple, la pleurésie qui est due à l'impression du froid sur un individu actuellement en transpiration. Dans les fièvres intermittentes, au contraire, cette cause est combinée ou complexe, et réitérée ou récidivante ; car l'influence paludique ne produit qu'un levain, qu'un germe que la chaleur doit activer d'autant plus qu'elle sera plus forte. L'absorption continuelle du miasme paludique entretient ce levain, et la chaleur le développe tous les jours en été, ce qui pro· duit les quotidiennes et les doubles tierces; tous les deux jours en automne, d'où les tierces ; et tous les trois jours à l'entrée de l'hiver, d'où les quartes. Les autres types sont dus à des causes moins régulières et plus rares; aussi les cas d'observation qu'elles produisent sont-ils également rares. Mais, pour ce qui est des trois types principaux, il n'est pas douteux qu'ils ne soient dus à l'influence solaire, réglée selon l'ordre des saisons. La chaleur du soleil doit agir sur le règne animal comme sur le règne végétal. La vie et l'activité végétales se mesurent sur l'activité et la durée de la chaleur quotidienne. Voilà pourquoi la chaleur, à l'aide de l'humidité, rend la végétation si active dans les jours les plus longs et les plus chauds; voilà aussi pourquoi, à l'aide des miasmes paludiques, la chaleur développe des fièvres intermittentes ; et de même que sans l'humidité elle serait inutile à la végétation , de même aussi, sans les miasmes, elle ne produirait pas les fièvres intermittentes. Enfin, chaque saison a ses productions morbides comme ses productions végétales. Nous avons vu les fièvres quotidiennes régner en été, les tierces en automne et les quartes à l'entrée de l'hiver. Mais, de même que la chaleur propre à chaque saison ne fait pas naître des plantes sans un germe que retient un terrain propice, de même cette chaleur ne produira pas des fièvres intermittentes sans le germe de

ces maladies que renferme le corps humain. Mais ce
principe des fièvres intermittentes, ce germe, je le trouve
dans un sang *miasmaté* que la chaleur excite, qui trouble
la circulation et qui s'accumule vicieusement dans la rate.
Une dernière considération est celle-ci : Il faut bien que
les fièvres intermittentes soient une seule et même maladie, puisque, quel que soit le type qu'elles affectent,
elles modifient l'organisme de la même manière et que
le même traitement leur est applicable. Mais une maladie,
toujours la même, et qui varie dans sa manifestation, doit
cette variabilité et ces différences à une cause variable.
Or, puisque chacun de ses types appartient à une des saisons de l'année, nul doute que l'influence et la marche
des saisons ne règlent ce rhythme typique. Mais quelle
différence notable y a-t-il entre les saisons, si ce n'est la
chaleur? Tel est donc le puissant agent qui s'exerce sur
l'habitant des pays marécageux pour lui procurer les fièvres intermittentes.

On n'a pas encore expliqué pourquoi les accès de ces
fièvres reviennent fort irrégulièrement, c'est-à-dire pourquoi leur retour ne coïncide pas toujours quant à l'heure
avec les accès qui ont précédé ; pourquoi encore leur
intensité n'est pas la même, ou bien pourquoi les périodes soit de froid, soit de chaleur, ne ressemblent pas aux
précédentes. Nul doute que si l'on cherche à se rendre
raison du rapport que ces différences ont avec les varia-
tions de la température atmosphérique, on n'arrive à reconnaître que telle est la cause des anomalies jusqu'à ce
jour inexplicables des fièvres intermittentes.

On a reproduit souvent l'idée que l'humidité de l'atmosphère est la seule cause de ces fièvres, refusant aux

miasmes des marais et à la chaleur le concours que je leur attribue; mais le plus léger examen en montre la futilité. Non seulement l'humidité, abstraction faite des miasmes, est comparable à l'eau distillée, qui est la chose du monde la plus innocente, mais encore il est d'observation dans tous les pays que l'hiver, qui est la saison la plus humide, est précisément celle où les fièvres intermittentes sont très-rares. Sans aller en chercher la preuve au loin, n'est-il pas avéré que les brouillards de la Seine et de la Tamise donnent bien moins de fièvres intermittentes aux grandes populations qui vivent sous leur influence, que des fièvres catarrhales? Enfin, à Paris même, n'est-il pas connu que, dans toutes les saisons, la Seine, dans son cours large et prolongé, y produit moins de fièvres intermittentes que la petite rivière de Bièvre, dont les eaux sales répandent dans l'atmosphère des exhalaisons putrides de la nature de celles des marais?

Je terminerai en rappelant que les congestions sanguines physiologiques les mieux connues sont périodiques, et par conséquent qu'elles ont des intermittences. Je citerai seulement celle dont l'utérus est le siége. Elle est hâtive dans les pays chauds, plus tardive dans ceux du nord; mais elle est périodique. Ses périodes sont plus ou moins rapprochées. Les plus ordinaires sont de vingt, de vingt-cinq ou de trente jours. Cela dépend du tempérament plus ou moins sanguin de chaque femme. Mais la périodicité est régulière, c'est-à-dire qu'il y a des femmes qui voient régulièrement tous les vingt jours, tous les vingt-cinq ou tous les trente. Voilà des types menstruels de 20, de 25, de 30 jours qui rappellent les types quotidien, tierce ou quarte des fièvres intermittentes. Or, cette périodicité physiologique, dont la congestion du sang dans l'utérus est la cause, et qui dure tant que la femme est dans la vigueur de l'âge, est sous l'influence vitale, et reconnaît aussi l'influence des saisons et des climats. Elle est semblable à la périodicité pathologique, dont la congestion sanguine de la rate est une des causes principales ; congestion qui se forme d'autant plus facilement que les hommes sont d'un tempérament sanguin, dans la force de l'âge et sous un climat chaud.

Cependant je dois prévenir une objection que l'on ne manquerait pas de me faire. On pourrait me dire que certaines maladies connues pour périodiques sont telles sans que la rate y ait aucune part. On citerait, par exemple, la céphalalgie et l'ophtalmie périodiques. Je les ai observées, et je les ai étudiées avec soin ; aussi me sera-t-il facile de montrer leur analogie avec les fièvres intermittentes. J'ai toujours remarqué que leur invasion avait lieu le matin, qu'elles étaient en progrès jusqu'à midi et qu'elles se terminaient dans l'après-midi, laissant alors les malades libres de toutes souffrances (j'ai publié là-dessus un mémoire en 1812. Il fait partie de ma *Nouvelle thérapeutique des fièvres intermittentes*). La céphalalgie était remarquable par de fortes douleurs dans un des côtés de la tête, sans rien de fort notable à l'extérieur, tandis que l'ophtalmie était avec une injection si forte des vaisseaux de la conjonctive que, vers midi, on pouvait constater un véritable chémosis, qui disparaissait au bout de quelques heures. A l'appui de ce que l'observation m'a appris sur la céphalalgie, et de ce que j'en ai éprouvé moi-même à Rome, je rapporterai ce que dit Bursieri, l'un des plus grands praticiens que l'Italie ait fournis dans le siècle dernier. Ce médecin s'exprime ainsi : *Dolor hemicranicus plerumquè ad solis ortum incipit, desævit ad meridiem, sole verò declinante remittitur et desinit ; idcircò morbus etiam solaris à quibusdam nuncupatur.* Cette dernière remarque qui n'appartient pas seulement à Bursieri, mais qui a été faite par plusieurs autres médecins, comme il le dit lui même, me dispense d'entrer dans de longs détails sur l'influence solaire dans la production des céphalalgies périodiques : mais il y a aussi congestion du sang dans une portion de l'encéphale, congestion qui ne tombe pas sous les sens, comme dans l'ophtalmie, mais qui n'en est pas moins réelle. Cette congestion diminue à mesure que le soleil descend vers l'horizon et cesse probablement pour reparaître le lendemain matin; car la céphalalgie et l'ophtalmie périodiques sont quotidiennes. Il serait superflu d'en donner ici la raison ; mais dans ces deux maladies, l'influence solaire sans la congestion ne produirait pas une affection intermittente. Il faut noter encore qu'il n'y a pas de fièvre dans l'un et l'autre cas, ce qui montre que la maladie est locale et nullement générale. Si l'on négligeait de combattre la céphalalgie par le quinquina, on laisserait la congestion s'augmenter et il en résulterait de graves désordres, de même que le retard dans l'administration du quinquina contre les fièvres intermittentes est toujours suivi de fortes congestions de sang dans la rate. Mais, si dans la plupart des cas, ces dernières congestions sont atoniques, persistantes et d'une durée plus ou moins longue, il ne pourrait en être ainsi de celles qui se formeraient dans l'encéphale ; car trop persistantes,

elles donneraient lieu à l'inflammation de l'organe, conséquence nécessaire de toute congestion sanguine qui se
forme dans un organe irritable.

Conclusion. Je me résume, et je dis qu'il faut : 1° Pour
la génération des fièvres intermittentes l'intoxication
miasmatique du sang et la chaleur du climat. 2° Pour la
manifestation de ces mêmes fièvres la congestion sanguine dans la rate et l'influence solaire diurne. 3° Pour
les différents types, la congestion splénique modifiée par
la chaleur diurne, modifiée elle-même par la saison de
l'année. 4° Que l'intensité des fièvres pernicieuses vient
d'une forte intoxication miasmatique, que procure et que
seconde une forte chaleur atmosphérique, d'où suit une
congestion splénique des plus considérables. 5° Que les
fièvres intermittentes simples sont dues à ces mêmes causes, mais moins intenses.

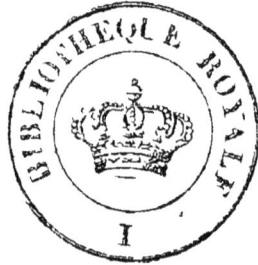

www.ingramcontent.com/pod-product-compliance
Lightning Source LLC
Chambersburg PA
CBHW030932220326
41521CB00039B/2149